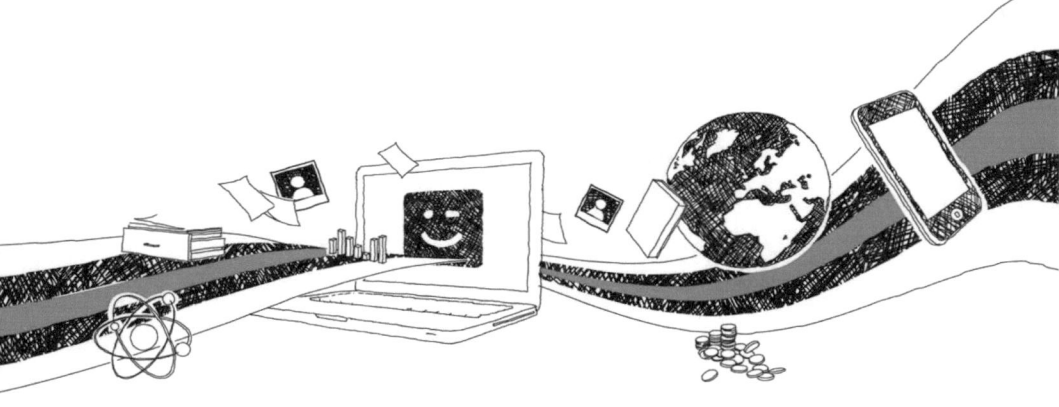
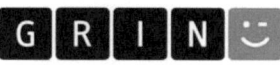

Pflegenotstand in deutschen Seniorenheimen

Ein Leitfadeninterview mit einer 95-jährigen Seniorin

Sebastian Seifert

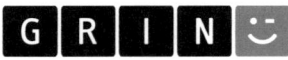

Bibliografische Information der Deutschen Nationalbibliothek:

Die Deutsche Nationalbibliothek verzeichnet diese Publikation in der Deutschen Nationalbibliografie; detaillierte bibliografische Daten sind im Internet über http://dnb.d-nb.de abrufbar.

ISBN: 9783346892027
Dieses Buch ist auch als E-Book erhältlich.

Druck und Bindung: Books on Demand GmbH, Norderstedt Germany
Gedruckt auf säurefreiem Papier aus verantwortungsvollen Quellen

Das vorliegende Werk wurde sorgfältig erarbeitet. Dennoch übernehmen Autoren und Verlag für die Richtigkeit von Angaben, Hinweisen, Links und Ratschlägen sowie eventuelle Druckfehler keine Haftung.

Das Buch bei GRIN: https://www.grin.com/document/1365538

Universität zu Köln

Humanwissenschaftliche Fakultät

Department für Erziehungs- und Sozialwissenschaften

Wintersemester 2019/20

Seminar: Praxisprojekt: Care- Die Sorge für sich und die anderen

Pflegenotstand in deutschen Seniorenheimen-
Ein Leitfadeninterview mit einer 95-jährigen Seniorin

Verfasser: Sebastian Seifert

Studiengang: Lehramt Bachelor Sozialwissenschaften

Modul: Empirische Sozialforschung

Prüfungstyp: Hausarbeit

Abgabedatum: 15.03.2020

Inhaltsverzeichnis

EINLEITUNG:..2

THEORETISCHER RAHMEN:...3

EMPIRISCHER TEIL..5

METHODISCHES VORGEHEN:..5
ERGEBNISDARSTELLUNG:..7
DEUTUNG UND DISKUSSION DER ERGEBNISSE...12

FAZIT...14

LITERATURVERZEICHNIS..15

Einleitung:

Der Pflegenotstand in deutschen Seniorenheimen sorgt immer wieder für Schlagzeilen in den Medien und ist eines der Brennpunkte deutscher Sozialpolitik. So titeln verschiedene Nachrichtenportale: „Die Altenpflege in Deutschland ist selbst ein Pflegefall"[1], „Deutschlands kranke Altenpflege"[2], oder „Wenn Pflege zu einer Form der Körperverletzung wird"[3]. Diese Artikel unterstreichen die Brisanz des Themas. Letztendlich ist die Frage, wie wir mit unseren Senioren umgehen nicht nur eine Frage des Geldes, sondern vor allem eine Frage der Moral.

Diese empirische Ausarbeitung, soll sich der Perspektive einer 95-jährigen Seniorin annehmen. Diese wurde mittels eines Leitfadeninterviews befragt, wie sie ihre Situation im Seniorenheim wahrnimmt. Das Interview wurde kategoriengeleitet ausgewertet und soll auf die Forschungsfrage: „Wie wird der Pflegenotstand von einer betroffenen Seniorin wahrgenommen?" Antwort geben. Durch die intensive Auseinandersetzung mit der Perspektive der Seniorin können Rückschlüsse auf das System Pflege erfolgen. Diese Perspektive erhebt allerdings keinen Anspruch auf Vollständigkeit, sondern ist nur ein Teil des großen Ganzen. Dabei können die Analyseergebnisse entweder neue Fragen im Hinblick auf den Bereich Pflege aufwerfen, oder dazu dienen, in bereits vorhandenes Wissen eingeordnet zu werden. Die Analyseergebnisse sollen dazu dienen, das System Pflege zu verbessern und dieses nicht zu verunglimpfen.

Diese Arbeit ist somit adressiert an Mitarbeiter und Leitung von Seniorenheimen, politische Entscheidungsträger und allgemein Interessierte.

Um einen theoretischen Rahmen zu schaffen, ist es von Bedeutung, den Begriff des Pflegenotstandes zur erläutern. Außerdem werden Ursachen des Pflegenotstandes beleuchtet, dazu zählt der demografische Wandel und die Arbeitsbedingungen der Pflegekräfte. Zuletzt werden aktuelle Zahlen zum Pflegenotstand aufgeführt und politische Maßnahmen gegen den Pflegenotstand aufgezeigt.

---

[1] (Ivanyi, 2020)
[2] (Brady, 2018)
[3] (Olerth, 2019)

Theoretischer Rahmen:

Unter dem Begriff „Pflegenotstand" versteht man einen akuten Mangel an Personal in Pflegeinstitutionen wie zum Beispiel in Krankenhäusern, in Altenheimen, in Pflegeheimen oder in Behinderteneinrichtungen. In dieser Ausarbeitung soll der Fokus auf den Pflegenotstand in Altenheimen gelegt werden. Die Ursachen des Pflegenotstandes lassen sich wie folgt skizzieren. Zum einen gibt es eine erhöhte Nachfrage im Bereich der Altenpflege. Diese Nachfrage ist auf die alternde Bevölkerung als Folge des demografischen Wandels zurück zu führen.

Laut Bundeszentrale für politische Bildung wird der demografische Wandel wie folgt definiert: „Die Bevölkerungsentwicklung und ihre Veränderungen insbesondere im Hinblick auf die Altersstruktur, die Entwicklung der Geburtenzahl und der Sterbefälle […] sowie die Zuzüge und Fortzüge."[4]

In Deutschland ist der demografische Wandel von einer hohen Lebenserwartung und von einer geringen Fertilitätsrate geprägt.

Die Fertilitätsrate gibt an, wie viele Kinder eine Frau im Leben gebärt.

Nach Angaben der Vereinten Nationen ist in der BRD seit den 1970 Jahren die Fertilitätsrate stark eingebrochen und bis heute unter zwei Kinder pro Frau gefallen. So wurden im Zeitraum von 1965 bis 1970 noch durchschnittlich 2,36 Kinder je Frau gezeugt. Im Zeitraum von 2015 bis 2020 lag die Fertilitätsrate durchschnittlich nur noch bei 1,59 Kindern pro Frau.[5]

Dies hat zur Folge, dass ohne den Faktor Zuwanderung die Bevölkerung der Bundesrepublik langfristig sinkt.

Die Lebenserwartung hat sich seit Beginn des letzten Jahrhunderts annähernd verdoppelt. So hatten Frauen aus den Jahrgängen 1901 bis 1910 eine Lebenserwartung von 44 Jahren, Männer dahingegen nur von 40,6 Jahren. Die Lebenserwartung von Neugeborenen aus den Jahren 2016 bis 2018 beträgt bei den Frauen 83,3 und bei den Männern 78,5 Jahren.

Besonders interessant sind die Lebenserwartungen aus den geburtenstarken Jahrgängen der 1930 bis 1950 Jahren, welche nun pflegebedürftig sind bzw. werden. Diese beträgt zwischen 59,9 Jahre und 68,5 Jahre. [6]

---

[4] (Bundeszentrale für politische Bildung, 2016)
[5] (United Nations, 2020)
[6] (Statistika, 2019)

Wenn man die Bevölkerungspyramide von 2019 und die Vorausberechnung für 2040 vergleicht wird deutlich, dass der Bedarf an Pflege in den nächsten zwanzig Jahren deutlich ansteigen wird. Dies wird eine der größten Bewährungsproben für den deutschen Sozialstaat des 21 Jahrhunderts werden.

[Die Abbildungen sind aus urheberrechtlichen Gründen nicht im Lieferumfang enthalten.] [7]

Zum anderen ist das Angebot an Pflegepersonal gering. Nach Angaben der Bundesagentur für Arbeit waren im Dezember 2018 insgesamt 23.000 offene Stellen alleine im Bereich Altenpflege zu verzeichnen. Davon waren 14.499 offene Stellen für Altenpflegefachkräfte gemeldet, sowie 8.290 Stellen für Helfer, 117 für Spezialisten und 94 für Experten. [8] 2017 blieben im Bundesdurchschnitt Stellenangebote für examinierte Altenpflegefachkräfte und -spezialisten, 171 Tage, das ist fast ein halbes Jahr, unbesetzt.[9]

Das Institut der deutschen Wirtschaft kam im Jahr 2018 zu folgender Einschätzung: „Eine Projektion bis zum Jahr 2035 ergibt einen Bedarf von 130.000 bis 150.000 zusätzlichen Fachkräften alleine für die Pflegeleistungen."[10]

Ein Grund für den Mangel an Altenpflegekräften ist die Entlohnung, im Durchschnitt verdient ein ausgebildeter Altenpfleger/in 2.424 Euro brutto, eine Altenpflegehelfer/in nur 1.944 Euro brutto. Im Vergleich verdient ein(e) ausgebildeter Krankenpfleger/in 2.852 Euro brutto und ein Chefarzt 24.000 Euro brutto.[11] Andere Gründe für den Mangel an Altenpflegekräfte sind die hohe physische und psychische Belastung und unattraktive Arbeitszeiten (Schichtdienst und Wochenendarbeit).

Das Bundesgesundheitsministerium sieht einen Fünf-Schritte-Plan zur Verbesserung der Pflege vor. Dieser sieht unter anderen eine Erhöhung des Pflegegeldes, eine Reform der Ausbildung, eine bessere Bezahlung für Pflegekräfte, mehr Personal in stationären Einrichtungen und die Anwerbung von ausländischem Pflegepersonal vor. Zudem sollen Pflegestandards neu definiert werden und eine Personaluntergrenze geschaffen werden. [12]

---

[7] (Statistische Bundesamt, 2019)
[8] (Aertzeblatt, 2019)
[9] (Bundesgesundheitsministerium, 2018)
[10] (Flake, et al., 2018)
[11] (Praktisch Arzt, 2019)
[12] (Bundesministerium für Gesundheit, 2018)

Empirischer Teil

Methodisches Vorgehen:

Im Rahmen des Lehramtsstudiums im Fach Sozialwissenschaften wurde von mir im Wintersemester 2019/20 das Seminar „Praxisprojekt: Care- Die Sorge für sich und die anderen" belegt. Ziel dieser Lehrveranstaltung ist es, im Bereich der qualitativen Sozialforschung ein Forschungsprojekt im Bereich der Pflege zu erarbeiten. Nach ausgiebiger Recherche zum Thema Pflegenotstand und zahlreicher Artikel über Skandale in der Altenpflege, wurde eine Seniorin im Seniorenheim über ihre Situation und den Pflegenotstand befragt.

In diesem Zusammenhang lautet die Forschungsfrage: "Wie wird der Pflegenotstand in Deutschland von einer betroffenen Seniorin wahrgenommen?".

Der Leitfaden wurde mittels deduktiver Kategorienbildung, das heißt durch theoretische Vorannahmen, formuliert.

Das Leitfadeninterview wurde in Haupterzählaufforderungen mit inhaltlichen Schwerpunkten auf den Tagesablauf, Aktivitäten der Seniorin, Einschätzungen über das Pflegepersonal, Einschätzungen über das Seniorenheim und eine allgemeine Einschätzung über ihre Situation vor Ort gegliedert. Die Erzählaufforderungen waren möglichst offen formuliert, um nötigen Raum für Erzählungen zu bieten.

Das Interview mit einer Länge von 27 Minuten und 14 Sekunden wurde am 15.01.2020 im Zimmer der Seniorin geführt.

Bei der Seniorin handelt es sich um eine 95-jährige Dame, die zur Zeit des Interviews ca. ein Jahr im Seniorenheim lebte. Der gesundheitliche Zustand der Seniorin war dem Alter entsprechend gut. Der psychische Zustand war geringfügig senil. So fiel es ihr schwer bei einem Thema zu bleiben, ohne abzuschweifen. Dies forderte eine eher geschlossene Art der Interviewführung. Außerdem gab es Situationen im Interview, in der die Seniorin realisierte, dass das Gespräch aufgenommen wurde. Diese Situation führte zu Anzeichen von Scham. Im Interview sind des Öfteren rassistische Randbemerkungen gefallen, von denen ich mich als Autor distanziere.

Ansonsten verlief das Interview ohne größere Komplikationen.

Das Interview wurde mittels des Transkriptionsprogramm F5- Analyse mit Zeitangaben transkribiert. Das Interview liegt in einer MP3- Datei vor. Dabei wurde das Interview dahingehend geglättet, als das eine Bereinigung von Dialekt und Satzbaufehlern vorgenommen wurde und Auffälligkeiten wie Pausen, Lachen etc. mit transkribiert worden sind. Da mir die Seniorin das „Du" anbot, wurde das Interview in der zweiten Person Singular geführt. Zudem wurden in der Transkription die Buchstaben I und B, als Kürzel für den Interviewer und den Befragten genutzt.

Im nächsten Schritt wurde ein Kategoriensystem gebildet. Dieses diente als Suchraster für das transkribierte Interview. Das Kategoriensystem unterteilt sich in vier Oberkategorien, zu denen insgesamt neun Unterkategorien gehören.

Ergebnisdarstellung:

Die Analyse des Interviews gliedert sich thematisch in vier Abschnitte. Zuerst wird das Interview auf Aussagen über das Pflegepersonal und die Pflegeleistungen untersucht. Die Oberkategorie des Pflegepersonals lässt sich in Aussagen über die Pflegeleistungen, den Umgang des Pflegepersonals mit Senioren und die Einschätzungen der Senioren über das Pflegepersonal unterscheiden.

Die zweite Oberkategorie bildet Aussagen über die Aktivitäten, die sich wiederum in Aussagen über das Bewegungsangebot und das Freizeitangebot aufteilen. Als nächste wichtige Oberkategorie werden Aussagen über die Selbstbestimmung und die persönlichen Grenzen der Seniorin analysiert. Die letzte Oberkategorie bildet Aussagen über sonstige Faktoren des Pflegeangebotes, dazu gehören Aussagen über die Hygiene, die Verpflegung, den Kontakt mit anderen Senioren und ein kurzer Kommentar zum impliziten Rassismus im Interview.

Das Pflegepersonal ist die entscheidende Komponente, die maßgeblich Einfluss auf die Qualität des Pflegeangebotes hat. Das Pflegepersonal erbringt durch den Faktor der Arbeit sogenannte Pflegeleistungen. Bei den Pflegeleistungen handelt es sich um objektivierbare Parameter, dazu zählen z.B. die Aspekte, ob Senioren regelmäßig ihre Medikamente bekommen oder wie schnell das Pflegepersonal im Notfall Hilfe leisten kann, ob es ein Ansprechpartner bei persönlichen Problemen gibt und wie die Verständigung mit dem Pflegepersonal funktioniert.

Nach Aussagen der Seniorin ist zu schließen, dass die Pflegeleistungen im Hinblick auf die regelmäßige Verabreichung von Medikamenten als zuverlässig zu bewerten sind:

> I: „Bekommst du regelmäßig deine Medikamente?"
>
> B: „Ja, jeden Morgen für den ganzen Tag."
>
> I: „Und das wurde noch nicht vergessen?"
>
> B: „Nee, eigentlich nicht und wenn da nichts steht, dann denke ich mir auch scheiß doch drauf. Ich habe nicht so viele Medikamente mehr. Da sind die zuverlässig." (Z. 85- 90)

Die Hilfeleistung im Notfall ist ein entscheidender Faktor im Bereich der Gesundheit und kann über Leben und Tod entscheiden, da Senioren oft stürzen, ohne sich abfangen zu können. In diesem Punkt scheint es, dass die Seniorin ein ausgeprägtes Sicherheitsempfinden hat:

> I: „An deinem Handgelenk hast du einen Knopf, da kannst du dann draufdrücken?"
>
> B: „Ja, am Bett ist auch ein Knopf. Aber am Handgelenk geht schneller."
>
> I: „Wie schnell sind die dann da?"
>
> B: „Och, paar Minuten." (Z. 116-121)

Zu den objektivierbaren Pflegeleistungen zählt auch, ob es Ansprechpartner für persönlichen Probleme gibt und ob das Pflegepersonal entsprechend handelt:

> I: „Wenn du ein Problem hast, gibt es dann einen persönlichen Ansprechpartner für deine Probleme?"
>
> B: „Da muss man das Heimpersonal ansprechen, die hören einen auch zu." (Z. 136-139)

Mit der Anwerbung ausländischer Pflegekräfte, stellt sich zudem die Frage wie es um die Kommunikation mit den Pflegekräften bestellt ist. Auf die Frage, ob die Pflegekräfte alle deutsch sprechen (vgl. Z.201), antwortet die Seniorin: „Ja alle, die sprechen sehr gut." (Z.202-204). Somit funktioniert die Verständigung mit den Pflegekräften nach Ansicht der Seniorin gut.

Zusammenfassend bewertet die Seniorin die Pflegeleistungen als positiv, so verwendet sie Adjektive wie „zuverlässig", „schnell" und „gut". Aus diesen Einschätzungen kann man ableiten, dass es in deutschen Seniorenheimen einen hohen Pflegeleistungsstandard gibt und dieser von der Seniorin auch als solcher wahrgenommen wird.

Im nächsten Analyseschritt geht es um die Einschätzungen der Seniorin über das Pflegepersonal und den Umgang des Pflegepersonals mit den Senioren. Diese entscheiden maßgeblich über die Zufriedenheit der Seniorin. Auf die Frage, ob das Pflegepersonal freundlich zur ihr ist (vgl. 67 f.), antwortet sie:

> B:„Ich finde sie an sich alle freundlich. Eine ist was (Pause), das muss man nicht so nehmen, ich habe das mittlerweile (Pause). (Z.70-72)

Die Pausen in ihrer Artikulation drücken Verzweiflung aus. So ist die Seniorin den schlechten Launen einzelner Pfleger*innen ausgesetzt, da sie in ihrer Lebenssituation auf die Betreuung angewiesen ist und nicht aus ihrer Situation entkommen kann. Ein schlechter Umgang mit den Senioren, kann ein Indikator für schlechte Arbeitsbedingungen mit einhergehendem Stressempfinden des Pflegepersonals sein:

> I: „Scheint dir das Pflegepersonal als gestresst?"
>
> B: „Joa, die heute, die musste sich heute so beeilen, die hatte eigentlich heute Mittag frei, aber war dann ganz alleine." (Z. 77-79)

Die Aussage weist darauf hin, dass das Pflegepersonal womöglich unterbesetzt ist. Für diesen Zustand sind weder Senioren/innen noch Pflegekräfte verantwortlich. Dies ist auf ein Versagen des Generationenvertrages und politischer Entscheidungsträger zurück zu führen. So bleibt es an Senioren und Pflegern mit dieser Situation umzugehen.

Als Folge der Unterbesetzung bleibt keine Zeit mehr für persönliche Gespräche mit den Pflegern:

> I: „Bleibt dir genügende Zeit für persönliche Gespräche mit dem Pflegepersonal?"
>
> B: „Nö, wenn die dann einen mal helfen, dann sind die auch, Joa." (Z.127-130)

Nach Auswertung der Aussagen über die Pflegeleistungen und das Pflegepersonal fällt auf, dass es einen hohen Standard an Pflegeleistungen gibt. Um diesen zu gewährleisten, müssen Pfleger bis an die Grenzen ihrer Belastbarkeit arbeiten. Als Folge fällt der zwischenmenschliche Kontakt sehr kurz aus, so sind Pfleger kurz angebunden und teilweise launisch.

Die angebotenen Aktivitäten sollen Senioren sowohl körperlich als auch geistig fordern, um die Senioren im voranschreitenden Alter fit zu halten. Das Bewegungsangebot zielt darauf ab, Senioren altersgerecht und individuell körperlich zu fordern mit dem Ziel die Bewegungsfähigkeit aufrecht zu erhalten (..)

> B: „Ja es ist ja nicht jeden Tag dasselbe. Es gibt eine Gymnastikstunde oder Sitz Tanz habe ich mal mitgemacht. Ist ganz einfach, da habe ich aber gedacht, das ist aber ein blöder Quatsch. Da wird eine Schallplatte angemacht und dann ist da aber eine Frau von außerhalb da, die das studiert hat." (Z 38-42)

Die Aussage der Seniorin zeigt, dass das Bewegungsangebot nicht unbedingt den Bedürfnissen und Interessen der alten Menschen entspricht. Das könnte ein Hinweis darauf sein, dass bei der Auswahl entsprechender Angebote mehr Sorgfalt notwendig ist.

B: „Wir haben ja eine Schiffstour gemacht, die wurde ja gesponsert von den Ford- Werken. Jeder kam in den Rollstuhl und dann in zwei Busse, das war ein Transport. Und dann bist du am Rhein [...]. Das war schön, wunderbares Wetter und das Essen war so schön." (Z.250-254)

Diese Äußerung der Seniorin zeigt, dass die Schiffstour offensichtlich große Freude bereitet hat und auf Begeisterung gestoßen ist. Möglicherweise hängt diese durchaus positive Bewertung damit zusammen, dass die Seniorin einmal ganztägig das Heim verlassen konnte. In Anbetracht des damit verbunden großen finanziellen und organisatorischen Aufwandes wird deutlich, dass solche Aktionen eher Ausnahme als Regel sein können. Die Aussage der Seniorin macht darüber hinaus deutlich, dass solche Events offensichtlich nur mit Sponsoren möglich sind.

Die Selbstbestimmung der Senioren einhergehend mit der Wahrung persönlicher Grenzen, ist ein wichtiger Faktor, um die Autonomie der Senioren zu achten. Das Pflegepersonal bewegt sich auf einem schmalen Grat zwischen Bevormundung und nötigen Pflegemaßnahmen und tiefen Eingriffen in die Privatsphäre der Senioren.

B: „Ja, dann tun dich mich unter die Dusche. Ja dann werde ich unten rum gewaschen. Ich meine dir geben sie ja denn Waschlappen in die Hand, wenn es ein Mann ist. Wieder eine die schnauzt einen schon wieder an, die ist aber eine Ausländerin. Tun sie mal die Beine auseinander, ich wasche sie im Intimbereich. Sage ich, dann wasch mal. Ich wollte immer sagen ich kann das selbst! (wird lauter) Mich hat bis jetzt ja noch keiner gewaschen. Also mein verstorbener Ehemann der hat mich mal am Rücken gewaschen in der Badewanne. Aber die wollen direkt."

I: „Ist dir das unangenehm?"

B: „Nicht mehr, wäre es dir unangenehm?"

I: „Wahrscheinlich schon (ich lache). Gut und die achten auf deine Grenzen? Wenn du sagst „Stopp ich will das nicht!"

B: „Geben sie sich nachher geschlagen." (Z. 93-105)

Diese beschriebene Situation spiegelt den schmalen Grat zwischen Selbstbestimmung der Seniorin und den nötigen Pflegemaßnahmen (Fremdbestimmung) wider.

Offensichtlich steht das Pflegepersonal zeitlich so unter Druck, dass solche schwierigen und für die Seniorin unangenehme Situationen nicht immer angemessen ausgehandelt werden können.

Die sonstigen Faktoren des Pflegeangebote, dazu zählen die Hygiene, die Verpflegung und der Kontakt zu anderen Senioren werden von der Seniorin als überwiegend positiv bewertet.

> „Ja, die Sauberkeit ist gut, dass siehst du ja auch so schon. Auch die Wäsche ist gut. Ja, was soll ich jetzt sagen. Die Toilette machen die auch noch. Ja die Klos haben mir nie richtig gefallen. Ich wollt das jetzt machen (lachen)." (Z. 143-145)

> „Satt wirst du allemal, ob es dir schmeckt. Einer sagt ha lecker, der andere sagt äh. Mir schmeckt nicht alles, aber man kann auch nicht sagen, dass nichts schmeckt." (Z. 172-174)

Auf die Frage, ob das Essen gesund sei und ob auf individuelle Wünsche eingegangen werde (vgl. 175-176), sagt die Seniorin: „Jaja, das Gemüse ist schon gesund. Auf individuelle Wünsche wird nicht eingegangen." (Z.177-178)

Die Aussagen der Seniorin zur Qualität des Essens sind nicht eindeutig, vielleicht auch weil Essen „Geschmacksache" ist. Bei der Quantität legt sich die Seniorin fest „Ja ist reichlich".

Die Frage nach Kontakten zu anderen Senioren beantwortet die Interviewte negativ.

> B: „Ja wie stellst du dir jetzt im Altenheim die Gesellschaft da, wenn die alle nicht so. Nee. Das ist dann schwer. Da sitzt neben mir beim Essen die Frau X, die habe ich gedacht die kennst du doch? Da sage ich, hören sie mal Frau X, vor vielen Jahren haben wir doch mal auf der Straße gestanden, und die haben mir erzählt das sie im Heim waren. Da sagt sie, dass weiß ich ja schon gar nicht mehr." (Z.211-217)

Diese Aussage der Seniorin macht deutlich, dass Kontaktschließen und Kontaktpflege im hohen Alter offensichtlich schwierig sind. Wahrscheinlich ist jeder der Senioren sehr stark mit sich selbst beschäftigt. Trotz allem ist das Pflegepersonal bemüht, Kontaktsituationen z.B. beim oder nach dem Essen zu schaffen.

B: „Joa, die kommen auch schon manchmal manche holen, die im Rollstuhl sitzen." (Z.49-51)

Weitere Aussagen dazu trifft die Seniorin nicht, was als Hinweis darauf gelten könnte, dass diese Bemühungen eher wenig erfolgreich verlaufen.

Nachfolgend werden die Ergebnisse auf die Forschungsfrage: „Wie wird der Pflegenotstand von einer betroffenen Seniorin wahrgenommen?" kategoriengeleitet auswerten.

Die Seniorin kam überwiegend zu einer positiven Einschätzung über die Pflegeleistungen. So bewertet die Seniorin die Verabreichung von Medikamenten als zuverlässig, die Hilfeleistung im Notfall schätzt sie als „schnell" ein, die Verständigung mit den Pflegekräften funktioniert „sehr gut" und es gibt ein persönlicher Ansprechpartner für die Probleme der Seniorin. (Z.202)

Aus den Einschätzungen der Seniorin kann man ableiten, dass es in deutschen Seniorenheimen einen hohen Pflegestandard gibt, der auch als solcher wahrgenommen wird.

Weniger positiv fällt der Umgang des Pflegepersonales mit der Seniorin aus. So ist die Seniorin den Launen einzelner Pfleger*innen ausgesetzt. Zudem schätzt die Seniorin das Pflegepersonal teilweise als gestresst ein. Auch die Zeit für persönliche Gespräche bleibe nicht, so die Seniorin.

Das launische, gestresste und kurz angebundene Verhalten des Pflegepersonals kann ein Indikator für die Überarbeitung und die schlechten Arbeitsbedingungen in der Branche sein.

Zusammenfassend lässt sich sagen, dass es zwar einen hohen Standard an Pflegeleistungen gibt, der zwischenmenschliche Kontakt aufgrund der schlechten Arbeitsbedingungen aber sehr kurz ausfällt.

In der Kategorie der angebotenen Aktivitäten zeigt sich, dass es durchaus ein großes Angebot an Bewegungs- und Freizeitaktivitäten gibt, dieses aber nicht immer auf die (individuellen) Bedürfnisse der Senioren abgestimmt sind. So waren die positivsten Erfahrungen der Seniorin die, in der sie das Seniorenheim verlassen konnte. Dies könnte darauf zurück zu führen sein, dass die Seniorin nicht freiwillig ins Seniorenheim gekommen ist.

Auch in der Kategorie der Selbstbestimmung und persönliche Grenzen ist der Faktor der mangelnden Zeit als negativ anzusehen. So können Situation, die sich auf den schmalen Grat zwischen Selbstbestimmung und Fremdbestimmung befinden nicht angemessen ausgehandelt werden.

Die Sauberkeit und Hygiene im Seniorenheim sind als ausgesprochen gut bewertet worden. Die Verpflegung sei zwar reichlich, aber auf individuelle Wünsche werde nicht eingegangen. So bekommt man den Eindruck, dass es sich im Seniorenheim eher um eine Massenabfertigung handelt, als um Individualpflege.

Im Unterpunkt Kontakt zu anderen Senioren wird berichtet, dass das Pflegepersonal bemüht ist Kontaktsituationen herzustellen.

Die Essenz dieses Forschungsprojekt lässt sich wie folgt beschreiben. Quantifizierbare Faktoren wie die Pflegeleistungen, angebotene Aktivitäten, Hygiene oder Verpflegung fallen als positiv aus. Es herrscht ein hoher Qualitätsstandard, dieser wird von der Seniorin auch als solcher wahrgenommen.

Zwischenmenschliche Faktoren wie der Umgang des Pflegpersonals mit den Senioren, Zeit für persönliche Gespräche, individuelle Wünsche und die Selbstbestimmung fallen negativ aus.

Das schlechte Abschneiden im Faktor der Zwischenmenschlichen Beziehungen lässt sich auf die Arbeitsbedingen des Pflegepersonals zurückführen.

Fazit

Im theoretischen Rahmen wurden als Ursachen für den Pflegenotstand eine hohe Pflegenachfrage durch den demografischen Wandel und ein geringes Pflegeangebot durch offene Stellen und unangemessener Entlohnung angeführt.

In der Ergebnisdarstellung wurde das Interview darauf untersucht, wie die betroffene Seniorin den Pflegenotstand in deutschen Seniorenheimen wahrnimmt.

So wurde auch in der Ergebnisdarstellung deutlich, dass es an ausreichend Personal und somit an Zeit für den einzelnen Senioren fehlt.

In der Analyse wurde deutlich, dass zwischenmenschliche Faktoren wie der Umgang des Pflegepersonals mit den Senioren, Zeit für persönliche Gespräche, individuelle Wünsche und die Selbstbestimmung der Senioren negativ ausfielen. Man bekommt den Eindruck, dass es sich bei der Altenpflege eher um eine Massenabfertigung handelt als um Individualpflege.

Quantifizierbare Faktoren wie die Pflegeleistungen, angebotene Aktivitäten, Hygiene oder Verpflegung fallen in der Bewertung der Seniorin positiv aus. Dies könnte als Hinweis gelten, dass in Deutschland ein hoher Qualitätsstandard im Bereich der Pflege herrscht.

Es ist zu differenzieren, auf welchen Niveau Kritik geübt wird. Alle Senioren haben ein Dach über dem Kopf, bekommen regelmäßig Medikamente und Mahlzeiten, haben ein Anspruch auf ärztliche Versorgung und dies wird, wenn nötig vom Staat finanziert. Dennoch ist es kein wünschenswerter Zustand, dass Altenpflegkräfte von ihrer Arbeit chronisch gestresst sind und Senioren ggf. Launen der Pflegekräften ausgesetzt sind.

So tragen die Pflegekräfte und die Senioren die Folgen mangelnder Finanzierung und Organisation politischer Entscheidungsträger. Hier ist es nicht nur eine Frage des Geldes, sondern vor allem eine Frage der Moral, wie wir mit unseren Senioren und Pflegekräften umgehen.

In Anbetracht der Bevölkerungsprognosen für das Jahr 2040, wird das Thema eine der größten Bewährungsproben für den Sozialstaat in der ersten Hälfte des 21 Jahrhundert werden.

Es besteht ein dringender Handlungsbedarf, so hat der Bundesgesundheitsminister Jens Spahn den Pflegenotstand zum Hauptthema seiner Amtszeit gemacht und einen Fünf- Schritte- Plan zur Verbesserung in der Altenpflege ins Leben gerufen.

Literaturverzeichnis

Aertzeblatt, 2019. *Erstmals seit fünf Jahren weniger offene Stellen in Altenpflege.* [Online]
Available at: https://www.aerzteblatt.de/nachrichten/100482/Erstmals-seit-fuenf-Jahren-weniger-offene-Stellen-in-Altenpflege
[Zugriff am 13 03 2020].

Brady, K., 2018. *DW.* [Online]
Available at: https://www.dw.com/de/deutschlands-kranke-altenpflege/a-44705713
[Zugriff am 12 03 20].

Bundesgesundheitsministerium, 2018. *Beschäftigte in der Pflege.* [Online]
Available at:
https://www.bundesgesundheitsministerium.de/themen/pflege/pflegekraefte/beschaeftigte.html#c3331
[Zugriff am 13 03 2020].

Bundesministerium für Gesundheit, 2018. *Schritt für Schritt - So machen wir Pflege besser.*
[Online]
Available at: https://www.bundesgesundheitsministerium.de/strategie-fuer-pflege.html
[Zugriff am 13 03 2020].

Bundeszentrale für politische Bildung, 2016. [Online]
Available at: https://www.bpb.de/nachschlagen/lexika/lexikon-der-wirtschaft/240461/demografischer-wandel
[Zugriff am 13 03 2020].

Flake, R., Kochskämper, S., Risius, P. & Seyda, S., 2018. *Fachkräfteengpass in der Altenpflege.* [Online]
Available at: https://www.iwkoeln.de/fileadmin/user_upload/Studien/IW-Trends/PDF/2018/IW-Trends_2018-03-02_Pflegefallzahlen.pdf
[Zugriff am 13 03 2020].

Ivanyi, T. S.-., 2020. *Redaktionsnetzwerke Deutschland.* [Online]
Available at: https://www.rnd.de/politik/die-altenpflege-in-deutschland-ist-selbst-ein-pflegefall-LPL244F2RBE23DSMWGZJMTKNHM.html
[Zugriff am 2020 03 12].

Olerth, E., 2019. *Welt- Politik.* [Online]
Available at: https://www.welt.de/politik/deutschland/article202010210/Inkompetente-Altenpflege-Eine-Form-der-Koerperverletzung.html
[Zugriff am 20 03 12].

Osnabrüclker Zeitung, 2016. *Pressreader.* [Online]
Available at: https://www.pressreader.com/germany/neue-osnabrucker-zeitung-stadt-osnabruck/20160709/282132110772877
[Zugriff am 12 03 2020].

Praktisch Arzt, 2019. [Online]
Available at: https://www.praktischarzt.de/medizinische-berufe/altenpfleger-gehalt/
[Zugriff am 13 03 2020].

Statistika, 2019. *Lebenserwartung von Männern und Frauen bei der Geburt in Deutschland im Zeitraum der Jahre 1871 bis 2018.* [Online]
Available at: https://de.statista.com/statistik/daten/studie/185394/umfrage/entwicklung-der-lebenserwartung-nach-geschlecht/
[Zugriff am 13 03 2020].

Statistische Bundesamt, 2019. [Online]
Available at: https://service.destatis.de/bevoelkerungspyramide/index.html#!y=2040
[Zugriff am 13 03 2020].

United Nations, 2020. *World Populations Prospekt.* [Online]
Available at: https://population.un.org/wpp/Download/Standard/Fertility/
[Zugriff am 13 03 20].